Respire Aliviado: O Guia Definitivo Para Tratar a Rinite Sem Remédios

Dedicatória

Dedico este livro a todos os que, como eu, sofrem com a rinite alérgica, uma condição que pode afetar profundamente a qualidade de vida. Com esta obra, espero contribuir para uma mudança de paradigma no tratamento da rinite, mostrando que é possível alcançar o alívio dos sintomas sem depender de medicamentos. Agradeço a todos os que me apoiaram nesta jornada, em especial à minha família, que sempre esteve ao meu lado, e aos profissionais de saúde que compartilham comigo a visão de uma medicina mais natural e integrativa.

Sumário

Dedicatória

Introdução

A Rinite

O Problema Dos Tratamentos Atuais

Porque Você Deveria Seguir Os Tratamentos Naturais

Cuidando Primeiro Do Que Está Em Sua Volta

Conhecendo Os Tratamentos Naturais

Alimentação

Suplementação

Os Chás Que Vão Te Salvar

Homeopatia

Você Precisa Dormir Bem!

Exercícios Físicos Ideais

Estresse E Rinite Alérgica

Criando Uma Rotina Perfeita

Considerações Finais

Sobre O Autor

Bibliografia

Introdução

Caro leitor,

Se você está sofrendo de rinite alérgica, então este livro é para você. A rinite alérgica é uma condição comum que afeta milhões de pessoas em todo o mundo. Ela é caracterizada por sintomas como coriza, espirros, coceira no nariz e na garganta, além de outros desconfortos. Infelizmente, os tratamentos convencionais nem sempre são eficazes ou seguros a longo prazo, e muitas pessoas sofrem com os efeitos colaterais desses medicamentos.

Este livro tem como objetivo fornecer uma abordagem natural e eficaz para o alívio da rinite alérgica, sem a necessidade de medicamentos. Nosso objetivo é ajudá-lo a entender melhor sua condição e fornecer estratégias práticas que você pode implementar para gerenciar seus sintomas de forma natural e segura.

No primeiro capítulo, apresentamos o que é a rinite alérgica e as limitações dos tratamentos convencionais. Em seguida, apresentamos os benefícios de uma abordagem natural para o tratamento da rinite alérgica. Nos capítulos seguintes, você aprenderá sobre os gatilhos comuns da rinite alérgica, incluindo os alérgenos mais comuns, e como evitá-los. Discutiremos também as mudanças no estilo de vida que podem ajudar a gerenciar a rinite alérgica, como seguir uma dieta saudável e praticar exercícios físicos.

Além disso, neste livro, você encontrará informações sobre remédios naturais para rinite alérgica, como suplementos de ervas, remédios homeopáticos e terapias alternativas, como acupuntura e quiropraxia.

Para complementar a abordagem natural para o tratamento da rinite alérgica, você encontrará informações sobre fatores ambientais, o sono e como lidar com o estresse.

Nosso objetivo é ajudá-lo a entender melhor sua condição, fornecer estratégias práticas e ajudá-lo a recuperar o controle da sua saúde.

Esperamos que este livro seja uma fonte útil de informações para você, e que você encontre alívio para seus sintomas de rinite alérgica através da implementação de uma abordagem natural e eficaz.

Sinceramente,

O autor.

A Rinite

A rinite alérgica é uma doença inflamatória crônica das vias aéreas superiores, que é causada por uma resposta exagerada do sistema imunológico a substâncias inofensivas, chamadas alérgenos, como pólen, ácaros, pelos de animais e mofo. Quando exposta a um alérgeno, a pessoa com rinite alérgica tem seu sistema imunológico exageradamente ativado, liberando substâncias químicas inflamatórias que causam sintomas como coriza, espirros, coceira no nariz e na garganta, nariz entupido e congestão nasal.

Além disso, fatores de risco como histórico familiar de alergias, exposição frequente a alérgenos e poluição do ar aumentam a probabilidade de desenvolver a doença. Tratamentos convencionais podem não ser eficazes a longo prazo, e uma abordagem natural pode incluir estratégias como evitar alérgenos, seguir uma dieta saudável, praticar exercícios físicos, usar remédios naturais, como a irrigação nasal, suplementos de ervas, remédios homeopáticos e terapias alternativas, como acupuntura e quiropraxia.

No entanto, para muitas pessoas, é necessária uma abordagem de várias camadas que inclui mudanças no estilo de vida, tratamentos naturais e, em alguns casos, medicamentos convencionais. É importante lembrar que a rinite alérgica é uma doença complexa e muitas vezes crônica, e trabalhar com um profissional de saúde qualificado é essencial para encontrar a abordagem de tratamento que melhor se adapta às necessidades individuais.

O Papel Do Sistema Imunológico Na Rinite Alérgica

O sistema imunológico é responsável por proteger o corpo humano contra agentes infecciosos e outras ameaças à saúde. É composto por uma rede complexa de células, tecidos e moléculas que trabalham juntos para detectar e neutralizar essas ameaças. Em casos de rinite alérgica, o sistema imunológico desempenha um papel crucial no desencadeamento e na manutenção dos sintomas.

Já que a rinite alérgica é uma resposta exagerada do sistema imunológico a substâncias inofensivas, como pólen, poeira e pelos de animais, quando um portador de rinite é exposto a essas substâncias, o sistema imunológico reconhece erroneamente essas partículas como ameaças e inicia uma reação inflamatória.

O sistema imunológico responde produzindo anticorpos específicos para essas substâncias. Esses anticorpos se ligam a células chamadas mastócitos, que liberam histamina e outras substâncias químicas inflamatórias na corrente sanguínea e nos tecidos adjacentes. A inflamação resultante é responsável pelos sintomas da rinite alérgica, como coriza, espirros, congestão nasal e coceira nos olhos e nariz.

Além disso, as células T, outro componente importante do sistema imunológico, também desempenham um papel na rinite alérgica. As células t ajudam a regular e coordenar a resposta do sistema imunológico, mas em pessoas com rinite alérgica, elas parecem estar hiperativas e desencadeiam uma resposta inflamatória excessiva.

O sistema imunológico é projetado para proteger o corpo contra ameaças externas, mas em casos de rinite alérgica, ele acaba causando mais problemas do que soluções. O desafio é encontrar maneiras de reduzir a resposta inflamatória sem prejudicar a capacidade do sistema imunológico de lidar com outras ameaças. Isso pode ser alcançado com tratamentos que visam reduzir a inflamação, sem comprometer a função do sistema imunológico. Compreender o papel do sistema imunológico na rinite alérgica é fundamental para o desenvolvimento de novas terapias e tratamentos para essa condição comum e debilitante.

Identificando Os Gatilhos Comuns Da Rinite Alérgica

Um dos gatilhos mais comuns da rinite alérgica é o pólen, que é liberado pelas plantas durante a primavera e o verão. O pólen pode ser transportado pelo vento por grandes distâncias e entrar no nariz e na garganta de uma pessoa, desencadeando uma reação alérgica. Ácaros da poeira são outro gatilho comum da rinite alérgica. Esses pequenos artrópodes vivem em camas, carpetes, móveis e roupas de cama, e podem desencadear uma reação alérgica quando suas fezes e detritos são inalados.

Os pelos de animais de estimação também podem desencadear uma reação alérgica em algumas pessoas. A proteína presente na saliva, na urina e na pele de animais de estimação pode causar uma resposta alérgica no sistema imunológico de uma pessoa. Outros gatilhos comuns incluem mofo, fumaça de cigarro, poluição do ar, mudanças climáticas e estresse emocional.

É importante notar que nem todas as pessoas são sensíveis aos mesmos alérgenos. O que pode desencadear sintomas em uma pessoa pode não afetar outra. Além disso, as pessoas podem desenvolver sensibilidades ao longo do tempo. Por exemplo, uma pessoa pode ser capaz de conviver com um animal de estimação por anos sem problemas, mas de repente desenvolver uma alergia.

A compreensão dos gatilhos da rinite alérgica é importante para ajudar a prevenir ou gerenciar os sintomas. Uma das maneiras mais eficazes de gerenciar a rinite alérgica é evitar os alérgenos que desencadeiam os sintomas. Por exemplo, se o pólen é um gatilho, a pessoa deve limitar o tempo ao ar livre durante a temporada de pólen ou usar máscaras para filtrar o ar.

Se os ácaros da poeira são um problema, a pessoa pode tomar medidas como lavar regularmente a roupa de cama e remover tapetes e cortinas.

O Problema Dos Tratamentos Atuais

Tratamentos Convencionais E Suas Limitações

Infelizmente, os tratamentos convencionais para a rinite alérgica nem sempre são eficazes ou seguros a longo prazo, e muitas pessoas sofrem com os efeitos colaterais desses medicamentos.

Os tratamentos convencionais para a rinite alérgica geralmente incluem o uso de medicamentos antialérgicos, como anti-histamínicos, descongestionantes e corticosteroides. Os anti-histamínicos são comumente usados para tratar os sintomas da rinite alérgica, como coceira, espirros e coriza, bloqueando a ação da histamina, um produto químico liberado pelo sistema imunológico em resposta a um alérgeno. Os descongestionantes são usados para aliviar o congestionamento nasal, reduzindo o inchaço das membranas nasais. Já os corticosteroides são usados para reduzir a inflamação nasais, aliviando a congestão nasal, coriza e espirros.

No entanto, esses medicamentos convencionais têm suas limitações e efeitos colaterais significativos. Os anti-histamínicos podem causar sonolência, boca seca e visão turva, além de outros efeitos colaterais. Os descongestionantes podem causar aumento da pressão arterial, insônia e ansiedade, especialmente em pessoas com hipertensão ou problemas cardíacos. Os corticosteroides podem levar a efeitos colaterais a longo prazo, como afinamento dos ossos, diabetes e aumento do risco de infecções.

Além disso, esses tratamentos convencionais não oferecem uma solução permanente para a rinite alérgica. Eles só tratam os sintomas da condição e não a causa subjacente da alergia. Eles podem ser eficazes para aliviar os sintomas agudos, mas não resolvem a condição a longo prazo. Isso significa que a pessoa pode precisar tomar esses medicamentos por um longo período de tempo, o que pode levar a efeitos colaterais a longo prazo.

Outra limitação dos tratamentos convencionais para a rinite alérgica é que eles podem ser ineficazes em alguns casos. Algumas pessoas podem ter alergias a várias substâncias, tornando difícil identificar e evitar todas as alergias. Além disso, algumas pessoas podem ter reações alérgicas graves, que podem ser difíceis de controlar com medicamentos convencionais.

Os tratamentos convencionais para a rinite alérgica podem ser caros, especialmente se a pessoa precisar tomar esses medicamentos por um longo período de tempo. Além disso, algumas pessoas podem não ter acesso a esses medicamentos devido a problemas financeiros ou de acesso à saúde. Isso significa que muitas pessoas com rinite alérgica são deixadas sem opções eficazes de tratamento, o que pode ter um impacto negativo significativo em sua qualidade de vida.

Diante dessas limitações dos tratamentos convencionais, muitas pessoas estão buscando abordagens alternativas e naturais para o tratamento da rinite alérgica. Essas abordagens incluem mudanças no estilo de vida e o uso de remédios naturais. Essas abordagens naturais podem ser mais acessíveis e menos dispendiosas do que os tratamentos convencionais, o que significa que elas podem ser uma opção viável para pessoas que não têm acesso aos tratamentos convencionais.

Sendo assim, embora os tratamentos convencionais para a rinite alérgica sejam amplamente utilizados, eles apresentam uma série de limitações, incluindo efeitos colaterais, falta de eficácia em alguns casos, e alto custo. Diante dessas limitações, muitas pessoas estão buscando abordagens alternativas e naturais para o tratamento da rinite alérgica, que podem ser mais acessíveis e menos dispendiosas, além de apresentarem potencialmente menos efeitos colaterais.

Porque Você Deveria Seguir Os Tratamentos Naturais

Benefícios de tratamentos naturais para a rinite alérgica

Ao longo da história, os seres humanos utilizaram uma ampla variedade de tratamentos naturais para tratar doenças e enfermidades, a rinite alérgica não é exceção. Na verdade, há muitos benefícios em optar por tratamentos naturais para a rinite alérgica em vez de depender de medicamentos convencionais.

Um dos principais benefícios dos tratamentos naturais para a rinite alérgica é que eles tendem a ser mais seguros do que os tratamentos convencionais. Isso ocorre porque muitos medicamentos convencionais usados para tratar a rinite alérgica têm efeitos colaterais indesejáveis. Por outro lado, muitos tratamentos naturais tendem a ter menos efeitos colaterais e ser mais suaves no organismo.

Outro benefício dos tratamentos naturais para a rinite alérgica é que eles podem ser mais eficazes a longo prazo do que os tratamentos convencionais. Vale mencionar que o uso prolongado de medicamentos convencionais pode levar ao desenvolvimento de tolerância, o que significa que a pessoa precisa tomar doses cada vez maiores para obter o mesmo efeito. Em contraste, muitos tratamentos naturais para a rinite alérgica podem ajudar a fortalecer o sistema imunológico e, assim, reduzir a frequência e a gravidade dos sintomas a longo prazo.

Além disso, os tratamentos naturais para a rinite alérgica muitas vezes se concentram em abordar a causa raiz da doença, em vez de apenas tratar os sintomas. Isso significa que, em vez de simplesmente mascarar os sintomas com medicamentos, os tratamentos naturais para a rinite alérgica podem ajudar a resolver a causa subjacente da condição, o que pode levar a uma melhora mais duradoura e significativa.

Outro benefício dos tratamentos naturais para a rinite alérgica é que eles muitas vezes envolvem mudanças no estilo de vida, como seguir uma dieta saudável, fazer exercícios físicos e evitar alérgenos comuns. Essas mudanças no estilo de vida podem não apenas ajudar a aliviar os sintomas da rinite alérgica, mas também podem ter efeitos benéficos em outras áreas da saúde e bem-estar geral da pessoa.

Vale lembrar que os tratamentos naturais para a rinite alérgica muitas das vezes são mais acessíveis financeiramente do que os tratamentos convencionais. Muitos tratamentos naturais para a rinite alérgica podem ser feitos em casa, sem a necessidade de prescrição médica ou acompanhamento profissional constante. Isso significa que as pessoas podem economizar em consultas médicas e em medicamentos caros, muitas vezes necessários para o tratamento convencional da rinite alérgica.

A abordagem natural para o tratamento da rinite alérgica tem o benefício adicional de ser mais sustentável e amiga do meio ambiente do que os tratamentos convencionais. Muitos medicamentos utilizados no tratamento da rinite alérgica são produzidos em grande escala e requerem processos industriais intensivos que podem ser prejudiciais ao meio ambiente. Além disso, as embalagens desses medicamentos frequentemente contribuem para o aumento do lixo e da poluição.

Por outro lado, muitos tratamentos naturais para a rinite alérgica são feitos com ingredientes naturais e renováveis, reduzindo o impacto ambiental. Por exemplo, a irrigação nasal pode ser feita com água e sal, e muitas ervas usadas em suplementos naturais para alergias são cultivadas de forma sustentável. Além disso, a maioria desses tratamentos naturais é feita em pequena escala e pode ser preparada em casa, eliminando a necessidade de embalagens em grande escala.

Em resumo, os tratamentos naturais para a rinite alérgica têm vários benefícios em comparação com os tratamentos convencionais. Eles são mais seguros a longo prazo, oferecem uma abordagem mais holística para o tratamento da doença, podem ser mais eficazes na redução dos sintomas e são geralmente mais acessíveis financeiramente. Além disso, muitos desses tratamentos são mais sustentáveis e amigáveis ao meio ambiente, o que é cada vez mais importante à medida que lutamos para proteger nosso planeta. Embora seja importante consultar um profissional de saúde antes de começar qualquer tratamento, os tratamentos naturais para a rinite alérgica podem ser uma alternativa viável e eficaz para aqueles que buscam alívio de seus sintomas.

O que você vai ganhar seguindo os tratamentos naturais para a rinite alérgica

Fortalecimento do sistema imunológico: é o responsável por proteger o corpo contra invasores como bactérias, vírus e células cancerosas. Um sistema imunológico forte pode ajudar a reduzir a gravidade e frequência de reações alérgicas. Alguns hábitos saudáveis que podem ajudar a fortalecer o sistema imunológico incluem alimentação balanceada, prática regular de atividades físicas e sono adequado.

Controle de peso: o excesso de peso pode aumentar a inflamação no corpo e, portanto, pode piorar os sintomas alérgicos. Por outro lado, manter um peso saudável pode ajudar a reduzir a inflamação e melhorar a função do sistema imunológico. Comer uma dieta saudável e equilibrada e praticar exercícios físicos regularmente são formas eficazes de controlar o peso.

Redução do estresse: o estresse crônico pode enfraquecer o sistema imunológico e piorar os sintomas alérgicos. Por outro lado, reduzir o estresse pode ajudar a melhorar a função do sistema imunológico e aliviar os sintomas alérgicos. Algumas técnicas para reduzir o estresse incluem meditação, ioga, tai chi e exercícios de respiração.

Cuidando Primeiro Do Que Está Em Sua Volta

Sugestões práticas para reduzir alérgenos no ambiente interno e promover uma casa saudável

Para evitar alérgenos que podem desencadear a rinite alérgica, existem várias estratégias que podem ser utilizadas. Essas estratégias envolvem a redução da exposição a alérgenos no ambiente, como em casa ou no trabalho, bem como a redução da exposição a alérgenos ao ar livre. Vamos abordar e enfatizar as melhores medidas para reduzir a quantidade desses alérgenos no ambiente interno e evitar as reações da rinite alérgica.

Mantenha a casa limpa e livre de poeira

Um dos principais alérgenos presentes no ambiente interno é a poeira, que pode conter ácaros e outros agentes irritantes. Para evitar a acumulação de poeira, é importante manter a casa limpa, aspirar o chão com aspiradores que possuem filtro HEPA (High Efficiency Particulate Air) e limpando a casa com um pano úmido em vez de varrer. É importante também lavar roupas de cama e cortinas regularmente, assim como manter o ambiente bem ventilado para reduzir a umidade.

Evite tapetes e carpetes

Tapetes e carpetes podem acumular muita poeira e outros alérgenos, por isso é melhor evitá-los em ambientes onde vivem pessoas com rinite alérgica. Se você já tem tapetes em casa, considere removê-los ou trocá-los por modelos mais fáceis de limpar.

Mantenha animais de estimação longe dos quartos

Se você tem animais de estimação em casa, é importante manter a casa limpa e livre de pelos e poeira. Uma das maneiras de fazer isso é mantendo os animais longe dos quartos, onde as pessoas com rinite alérgica passam a maior parte do tempo. É importante também escovar os animais com frequência e dar banhos regulares para reduzir a quantidade de pelos e caspa.

Utilize capas de proteção para colchões e travesseiros

Colchões e travesseiros podem acumular ácaros, que são um dos principais alérgenos presentes no ambiente interno. Para reduzir a quantidade de ácaros nesses objetos, utilize capas de proteção que impeçam a passagem desses agentes irritantes. Essas capas são laváveis e devem ser trocadas regularmente.

Evite o uso de produtos químicos e perfumes

Produtos químicos e fragrâncias em produtos de limpeza, perfumes e ambientadores podem irritar as vias respiratórias e agravar a rinite alérgica. É importante evitar o uso desses produtos ou optar por opções naturais e sem fragrância. Produtos de limpeza caseiros podem ser feitos usando ingredientes como vinagre branco, bicarbonato de sódio e limão. Além disso, é importante evitar o uso de velas perfumadas, incensos e outros produtos que possam causar irritação.

Mantenha o ambiente seco

Um ambiente úmido pode favorecer a proliferação de fungos, ácaros e outros alérgenos. Portanto, é importante manter o ambiente interno seco para reduzir a exposição a esses alérgenos. O uso de um desumidificador ou ar condicionado pode ajudar a controlar a umidade do ar.

Mantenha a higiene pessoal

Manter a higiene pessoal é fundamental para prevenir a exposição a alérgenos. Lave as mãos com frequência, tome banhos regulares e lave as roupas regularmente para reduzir a quantidade de alérgenos que podem se acumular na pele e nos tecidos.

Lave a roupa de cama com frequência

A roupa de cama é um terreno fértil para ácaros e outros alérgenos. Lave a roupa de cama, incluindo lençóis, fronhas e cobertores, pelo menos uma vez por semana em água quente (pelo menos 60°c). Isso ajuda a matar ácaros e outros alérgenos que podem estar presentes nas roupas de cama.

Limpe regularmente os brinquedos

Essa dica é importante para os pais, os brinquedos também podem ser um terreno fértil para ácaros e outros alérgenos, especialmente aqueles que são macios e peludos. Certifique-se de limpar regularmente os brinquedos com um pano úmido ou lavá-los na máquina de lavar roupa, se possível.

Evite fumar e poluição do ar

Fumar e a poluição do ar podem irritar as vias aéreas e agravar os sintomas da rinite alérgica. Portanto, é importante evitar o tabagismo e reduzir a exposição à poluição do ar sempre que possível.

Use filtros de ar

Filtros de ar são uma ótima maneira de reduzir a exposição a alérgenos no ambiente interno. Eles podem ajudar a filtrar alérgenos como pólen, poeira, pelos de animais e ácaros. Certifique-se de escolher um filtro de ar com uma classificação de eficiência de filtração (MERV) de pelo menos 8 para maximizar a remoção de alérgenos.

Em conclusão, existem várias estratégias que podem ser usadas para reduzir a exposição a alérgenos no ambiente interno. A prevenção é a chave para controlar a rinite alérgica e minimizar os sintomas.

Conhecendo Os Tratamentos Naturais

O Potencial Terapêutico Da Irrigação Nasal

A irrigação nasal, também conhecida como lavagem nasal, é uma técnica que envolve a lavagem da cavidade nasal com água salgada. Essa técnica é frequentemente usada para tratar a rinite alérgica, bem como outras condições que afetam o nariz e os seios nasais, como sinusite e resfriado comum.

É uma forma eficaz de limpar a cavidade nasal de alérgenos e outras substâncias irritantes, como poeira e poluição. Isso ajuda a reduzir a inflamação nasal e a congestionamento, o que pode aliviar os sintomas de rinite alérgica. A irrigação nasal também ajuda a reduzir o acúmulo de muco nasais, o que pode facilitar a respiração e reduzir a necessidade de medicamentos.

A irrigação nasal pode ser realizada de várias maneiras. A forma mais comum é com o uso de uma solução salina. A solução salina pode ser comprada em farmácias ou pode ser feita em casa, misturando água morna e sal. A solução é então colocada em um recipiente de irrigação nasal, como um copo de medição ou uma seringa. A solução é então inserida em uma narina e drenada pela outra narina ou pela boca. Esse processo pode ser repetido várias vezes por dia, conforme necessário.

Também pode ser realizada com o uso de um irrigador nasal. O irrigador nasal é um dispositivo que usa pressão para aplicar a solução salina nas narinas. Isso ajuda a limpar a cavidade nasal de maneira mais eficaz do que a lavagem nasal manual. Os irrigadores nasais também são fáceis de usar e estão disponíveis em muitas farmácias e lojas de produtos naturais.

Além da solução salina, outros ingredientes naturais podem ser adicionados à solução de irrigação nasal. Por exemplo, o óleo de hortelã-pimenta pode ser adicionado à solução salina para ajudar a aliviar a congestão nasal e a dor de cabeça. A solução salina também pode ser misturada com extrato de eucalipto ou óleo essencial de eucalipto, que tem propriedades anti-inflamatórias e pode ajudar a aliviar os sintomas de rinite alérgica.

Embora a irrigação nasal seja uma técnica eficaz para aliviar os sintomas de rinite alérgica, é importante que os pacientes a usem corretamente e sob a supervisão de um profissional de saúde. Alguns pacientes podem experimentar desconforto ou dor durante o procedimento, especialmente se a água estiver muito fria ou muito quente. É importante que os pacientes usem água morna e sigam as instruções do profissional de saúde para minimizar o desconforto.

Acupuntura

Muitas pessoas buscam terapias alternativas para aliviar os sintomas da rinite alérgica. Uma dessas terapias é a acupuntura, um tratamento que tem sido usado por milhares de anos na medicina tradicional chinesa.

A acupuntura é baseada no conceito de que a energia flui pelo corpo através de canais chamados meridianos. Quando essa energia está bloqueada ou desequilibrada, podem surgir doenças e outros problemas de saúde. Para corrigir esse desequilíbrio, o acupunturista insere agulhas finas em pontos específicos do corpo, com o objetivo de desbloquear a energia e restaurar o equilíbrio.

Na acupuntura para rinite alérgica, o acupunturista trabalha para estimular os pontos de acupuntura relacionados aos sintomas da rinite alérgica, como a congestão nasal, a coriza e a coceira nos olhos. Esses pontos de acupuntura são escolhidos com base na teoria da medicina tradicional chinesa, que relaciona os pontos de acupuntura com os órgãos e sistemas do corpo.

Um estudo publicado na revista Allergy em 2013 mostrou que a acupuntura pode ser eficaz no tratamento da rinite alérgica sazonal. Os participantes do estudo receberam acupuntura real ou placebo por oito semanas, e aqueles que receberam acupuntura real tiveram redução significativa dos sintomas de rinite alérgica, como a congestão nasal e a coriza. Outros estudos também mostraram resultados promissores para a acupuntura no tratamento da rinite alérgica.

No entanto, é importante notar que a acupuntura não é uma solução única para todos os casos de rinite alérgica. Cada indivíduo é único e pode responder de forma diferente ao tratamento. Além disso, é importante encontrar um acupunturista experiente e qualificado, que possa personalizar o tratamento de acordo com as necessidades individuais do paciente.

Embora a acupuntura seja considerada uma terapia segura para a rinite alérgica, pode haver alguns efeitos colaterais, como dor, sangramento ou infecção no local da agulha. Além disso, a acupuntura não deve ser usada como tratamento único em casos graves de rinite alérgica. Sempre consulte um médico antes de iniciar qualquer tipo de terapia, incluindo a acupuntura.

Aliviando os sintomas da rinite alérgica com Acupressão

A acupressão é uma terapia alternativa que vem ganhando popularidade como uma opção para aliviar os sintomas da rinite alérgica. A técnica é baseada na medicina tradicional chinesa e envolve a aplicação de pressão em pontos específicos do corpo, chamados de pontos de acupressão. Acredita-se que a acupressão pode estimular o fluxo de energia do corpo, aliviar a tensão muscular e reduzir a inflamação, o que pode ajudar a aliviar os sintomas da rinite alérgica.

Os pontos de acupressão usados para tratar a rinite alérgica estão localizados principalmente no rosto, pescoço e ombros. Alguns dos pontos mais comuns incluem o ponto de pressão facial inferior, localizado na parte inferior do nariz, e o ponto de pressão facial superior, localizado acima das sobrancelhas. Outros pontos de acupressão comumente usados para tratar a rinite alérgica incluem o ponto de pressão da base do crânio e o ponto de pressão dos ombros.

Para realizar a acupressão, o paciente pode usar os dedos ou um objeto pontiagudo, como uma caneta, para aplicar pressão nos pontos de acupressão por alguns minutos. A pressão deve ser firme, mas não dolorosa, e deve ser mantida por tempo suficiente para estimular a circulação sanguínea e o fluxo de energia do corpo.

Embora não haja muitas evidências científicas que comprovem a eficácia da acupressão no tratamento da rinite alérgica, alguns estudos sugerem que a técnica pode ser útil para aliviar os sintomas da condição. Um estudo publicado em 2015 na revista "Journal Of Allergy And Clinical Immunology" descobriu que a acupressão aplicada em pontos específicos do rosto e pescoço pode ajudar a aliviar a congestão nasal em pacientes com rinite alérgica. Outro estudo, publicado em 2017 na revista "Acupuncture In Medicine", mostrou que a acupressão aplicada em pontos específicos do rosto pode ser eficaz para reduzir a coceira e a coriza em pacientes com rinite alérgica sazonal.

Mesmo sendo verdade que mais pesquisas são necessárias para entender completamente seus benefícios e mecanismos, estudos preliminares sugerem que a acupuntura pode ser uma opção de tratamento segura e eficaz para aliviar a congestão nasal, coriza, coceira e outros sintomas associados à rinite alérgica.

É importante lembrar que a acupuntura deve ser realizada por um profissional treinado e licenciado e que ela não deve ser usada como um substituto para tratamentos médicos convencionais.

Vamos deixar aqui duas técnicas de acupressão que podem ajudar no alívio dos sintomas da rinite alérgica:

Pressionando os pontos Yingxiang (LI20) bilateralmente

Lave as mãos e sente-se confortavelmente em uma posição ereta.
Localize o ponto Yingxiang (LI20) na lateral das narinas, onde há uma depressão no osso maxilar.
Pressione os pontos com as pontas dos dedos indicadores por cerca de 10 segundos, aplicando uma pressão firme, mas não dolorosa.
Em seguida, massageie suavemente os pontos em movimentos circulares por cerca de 10 segundos.
Repita esse processo três vezes, respirando profundamente pelo nariz enquanto pressiona os pontos.

Pressionando os pontos Hegu (LI4) bilateralmente

Sente-se confortavelmente em uma posição ereta e lave as mãos.

Encontre o ponto Hegu (LI4) entre o polegar e o indicador, no ponto mais alto da protuberância óssea do músculo.

Aperte o ponto com o dedo indicador e o polegar da outra mão e aplique uma pressão firme e constante por cerca de 10 segundos.

Em seguida, massageie o ponto em movimentos circulares por cerca de 10 segundos.

Repita o processo no outro lado.

Repita esse processo três vezes, respirando profundamente pelo nariz enquanto pressiona os pontos.

Pressão do terceiro olho

Sente-se em uma posição confortável com as costas retas e relaxadas.

Coloque as pontas dos dedos indicadores em cada lado do nariz, na base da testa.

Pressione suavemente os dedos em direção ao meio da testa, onde está localizado o terceiro olho.

Mantenha a pressão por cerca de um minuto enquanto respira profundamente pelo nariz e solta o ar pela boca.

Repita o exercício algumas vezes ao longo do dia para ajudar a reduzir os sintomas da rinite alérgica.

Pressão dos seios nasais:

Sente-se em uma posição confortável com as costas retas e relaxadas.
Coloque as pontas dos dedos indicadores em cada lado do nariz, na base da cartilagem do nariz.
Aplique uma pressão suave e firme nos seios nasais por cerca de um minuto, movendo os dedos em pequenos círculos.
Mantenha a pressão enquanto respira profundamente pelo nariz e solta o ar pela boca.
Repita o exercício algumas vezes ao longo do dia para ajudar a reduzir a congestão nasal e outros sintomas da rinite alérgica.

Quiropraxia, Aromaterapia E Meditação

Outras terapias alternativas para rinite alérgica incluem a quiropraxia, a aromaterapia e a meditação. A quiropraxia é uma terapia que se concentra no alinhamento da coluna vertebral e no ajuste do sistema nervoso para melhorar a comunicação entre o cérebro e o corpo. Embora não haja evidências científicas sólidas que comprovem a eficácia da quiropraxia para tratar a rinite alérgica, alguns pacientes relatam benefícios, como redução da congestão nasal e da dor de cabeça.

A aromaterapia envolve o uso de óleos essenciais derivados de plantas para aliviar sintomas de diversas condições, incluindo rinite alérgica. Os óleos essenciais de eucalipto, hortelã-pimenta e lavanda são comumente usados para tratar os sintomas da rinite alérgica.

Acredita-se que o eucalipto ajuda a abrir as vias aéreas, enquanto a hortelã-pimenta e a lavanda têm propriedades anti-inflamatórias e relaxantes. Ainda que alguns estudos preliminares tenham mostrado benefícios da aromaterapia para a rinite alérgica, mais pesquisas são necessárias para determinar sua eficácia.

A meditação é uma técnica que envolve a concentração na respiração e na sensação do corpo para reduzir o estresse e a ansiedade. Alguns estudos sugerem que a meditação pode reduzir a inflamação do corpo, o que pode ajudar a aliviar os sintomas da rinite alérgica. Mesmo que não seja uma cura para a rinite alérgica, a meditação pode ser uma estratégia útil para reduzir a frequência e a gravidade das crises alérgicas.

Técnicas De Respiração E Controle da Rinite

Ao lidar com rinite alérgica, as técnicas de respiração podem oferecer um alívio significativo para os sintomas, como nariz entupido, coriza, espirros e coceira nos olhos e na garganta. Embora as técnicas de respiração não sejam um tratamento completo para rinite alérgica, elas podem ser usadas como uma forma de gerenciamento de sintomas em conjunto com outros tratamentos.

Uma das técnicas de respiração mais comuns para o alívio da rinite alérgica é a respiração diafragmática. Nessa técnica, a pessoa inspira profundamente pelo nariz, permitindo que o ar encha os pulmões e faça o diafragma se mover para baixo, expandindo o abdômen.

Em seguida, a pessoa expira lentamente pela boca, esvaziando os pulmões e permitindo que o diafragma volte à sua posição original. A respiração diafragmática ajuda a diminuir a frequência respiratória e aumentar a oxigenação do corpo, além de reduzir o estresse e a ansiedade, o que pode piorar os sintomas da rinite alérgica.

Outra técnica de respiração útil para a rinite alérgica é a respiração nasal alternada. Nessa técnica, a pessoa usa o polegar para fechar uma das narinas e inspira profundamente pela outra narina. Em seguida, a pessoa troca de narina, fechando a narina que acabou de inspirar e expirando pela outra narina. A respiração nasal alternada ajuda a equilibrar o fluxo de ar nas narinas, o que pode ser especialmente útil quando uma narina está congestionada devido a alergias.

A técnica de respiração 4-7-8 também pode ser útil para aliviar os sintomas da rinite alérgica. Nessa técnica, a pessoa inspira pelo nariz por quatro segundos, mantém a respiração por sete segundos e expira pela boca por oito segundos. Essa técnica é conhecida por diminuir a ansiedade e promover a relaxamento, o que pode ser útil para reduzir a inflamação causada pelas alergias.

É importante ressaltar que a prática regular de técnicas de respiração pode levar a uma melhora na qualidade de vida de pacientes com rinite alérgica, proporcionando um maior controle sobre a respiração, reduzindo a ansiedade e o estresse, melhorando o sono e aumentando a sensação de bem-estar geral. No entanto, é sempre importante consultar um profissional de saúde antes de iniciar qualquer tipo de terapia alternativa, incluindo técnicas de respiração, para garantir que é a opção certa para você e que não terá efeitos adversos sobre sua saúde.

O Yoga

Além dessas técnicas, o yoga também pode ser útil para o gerenciamento de sintomas da rinite alérgica. O yoga envolve uma série de posturas físicas e técnicas de respiração que podem ajudar a melhorar a circulação e o fluxo de ar, o que pode reduzir os sintomas da rinite alérgica. Algumas posturas de yoga específicas, como a postura do cachorro olhando para baixo (Adho Mukha Svanasana) e a postura do camelo (Ustrasana), podem ajudar a abrir as vias aéreas e promover uma respiração mais profunda e livre.

Alimentação

Alimentos podem ajudar a apoiar a função imunológica, fortalecendo o sistema imunológico e ajudando o corpo a combater infecções. Iremos explorar os alimentos que apoiam a função imunológica e suas funções específicas.

Alho

O alho é um alimento com muitos benefícios para a saúde e é conhecido por suas propriedades antibacterianas, antifúngicas e antivirais. Ele contém alicina, um composto que ajuda a combater infecções e pode ajudar a reduzir a inflamação no corpo. O alho também contém compostos de enxofre que podem estimular a função imunológica, aumentando a produção de glóbulos brancos que ajudam a combater infecções.

Gengibre

O gengibre é outro alimento que tem sido usado há muito tempo por suas propriedades medicinais. Ele contém gingerol, um composto que pode ajudar a reduzir a inflamação e tem propriedades antioxidantes que podem ajudar a proteger as células do corpo dos danos causados pelos radicais livres. O gengibre também pode ajudar a estimular a função imunológica, aumentando a produção de células T, que são células do sistema imunológico que ajudam a combater infecções.

Vegetais verde-escuros

Os vegetais verde-escuros, como espinafre, brócolis e couve, são ricos em nutrientes como ácido fólico, vitamina C, vitamina K e ferro. Esses nutrientes são essenciais para manter o sistema imunológico saudável e funcionando adequadamente. A vitamina C, por exemplo, é um poderoso antioxidante que ajuda a reduzir a inflamação no corpo, incluindo a inflamação associada à rinite alérgica. Além disso, esses vegetais contêm carotenoides, que também podem ajudar a reduzir a inflamação e a aliviar os sintomas da rinite alérgica. Portanto, incluir vegetais verde-escuros na dieta pode ajudar a prevenir e combater as crises de rinite alérgica.

Peixes gordurosos

Os peixes gordurosos, como o salmão, o atum e a sardinha, são ricos em ácidos graxos ômega-3, que têm propriedades anti-inflamatórias. Eles ajudam a reduzir a inflamação nasal e diminuir os sintomas de rinite alérgica, como a congestão nasal e a coriza. Além disso, os ácidos graxos ômega-3 também fortalecem o sistema imunológico, o que pode ajudar a prevenir infecções respiratórias que podem agravar a rinite alérgica.

Frutas cítricas

As frutas cítricas, como laranjas, limões e toranjas, são conhecidas por serem ricas em vitamina c. A vitamina c é um nutriente importante para o sistema imunológico, pois ajuda a aumentar a produção de glóbulos brancos que ajudam a combater infecções. Além disso, a vitamina c tem propriedades antioxidantes que podem ajudar a proteger as células do corpo dos danos causados pelos radicais livres.

Iogurte

O iogurte é um alimento probiótico que contém bactérias benéficas para o intestino. Essas bactérias podem ajudar a melhorar a saúde do intestino e, por sua vez, apoiar a função imunológica. Alguns estudos sugerem que o consumo regular de iogurte pode ajudar a reduzir a inflamação no corpo e apoiar a produção de glóbulos brancos.

Nozes e Sementes

As nozes e sementes são ricas em ácidos graxos ômega-3, vitamina E e selênio, nutrientes que têm propriedades anti-inflamatórias e antioxidantes que podem ajudar a reduzir a inflamação e o estresse oxidativo que ocorrem durante as crises de rinite alérgica. Além disso, elas contêm compostos chamados fitoesteróis, que podem ajudar a reduzir a absorção de alérgenos no trato gastrointestinal. Ao incorporar nozes e sementes em sua dieta, você pode ajudar a fortalecer o sistema imunológico e reduzir os sintomas associados à rinite alérgica. No entanto, se você é alérgico a nozes ou sementes, é importante evitá-las ou falar com seu médico antes de adicioná-las à sua dieta.

Cogumelos

Cogumelos são ricos em nutrientes como vitaminas b e d, que ajudam a impulsionar a função imunológica. A vitamina b ajuda a regular a resposta imunológica e é necessária para a produção de glóbulos brancos. Já a vitamina d atua como um modulador imunológico, ajudando a reduzir a inflamação e a melhorar a resposta imunológica. Os cogumelos também são uma fonte de beta-glucanas, um tipo de fibra solúvel que pode ajudar a ativar as células imunológicas.

Frutas vermelhas

As frutas vermelhas, como morangos, framboesas e amoras, são ricas em antioxidantes e compostos anti-inflamatórios, como a vitamina C e os flavonoides. Essas propriedades ajudam a combater a inflamação no corpo, incluindo as vias nasais, o que pode reduzir a frequência e a gravidade das crises de rinite alérgica. Além disso, as frutas vermelhas também podem fortalecer o sistema imunológico, ajudando a prevenir a ocorrência de alergias.

Mel

O mel é conhecido por possuir propriedades antibacterianas e anti-inflamatórias que podem ajudar a aliviar os sintomas da rinite alérgica. Ele pode ser usado como um remédio natural para acalmar a irritação da garganta e reduzir a tosse. Além disso, o consumo de mel pode ajudar a fortalecer o sistema imunológico e reduzir a resposta alérgica, contribuindo para prevenir as crises de rinite alérgica. É importante ressaltar que deve ser consumido com moderação, especialmente por pessoas que possuem alergia ao próprio mel.

Alimentos que devem ser evitados

A mudança dietética para casos de rinite é extremamente importante, e manter uma vida sem rinite envolve comer os alimentos certos. Como apresentamos os alimentos que vão te deixar blindado, agora é a hora de mostrar o que você deve evitar.

Laticínios - Os laticínios, especialmente o leite, podem aumentar a produção de muco no corpo, o que pode agravar os sintomas da rinite alérgica.

Glúten - O glúten é uma proteína encontrada no trigo, cevada e centeio. Algumas pessoas com rinite alérgica também são sensíveis ao glúten e podem experimentar sintomas como congestão nasal e corrimento nasal.

Ovos - Algumas pessoas com rinite alérgica também podem ser sensíveis aos ovos, especialmente a clara do ovo, que contém uma proteína chamada ovoalbumina.

Mariscos - Camarão, caranguejo e lagosta são alguns exemplos de frutos do mar que podem agravar a rinite alérgica em algumas pessoas.

Soja - A soja é uma leguminosa que pode causar sintomas alérgicos em algumas pessoas com rinite.

Amendoim - O amendoim é um alérgeno comum e pode causar reações alérgicas graves, incluindo sintomas respiratórios em algumas pessoas com rinite alérgica.

Chocolate - O chocolate contém uma substância chamada teobromina, que pode agravar os sintomas da rinite alérgica.

Alimentos processados e industrializados - Esses alimentos contêm muitos aditivos químicos, conservantes e corantes, que podem causar reações alérgicas em algumas pessoas com rinite alérgica.

Alimentos picantes - Alimentos picantes, como pimentas, podem irritar as membranas mucosas do nariz e agravar os sintomas da rinite alérgica.

Álcool - O álcool pode dilatar os vasos sanguíneos do nariz e agravar a congestão nasal em pessoas com rinite alérgica. Além disso, muitos tipos de álcool contêm histaminas e sulfitos, que podem causar reações alérgicas em algumas pessoas.

Sulfitos – São usados como conservantes podem ser encontrados em batatas, vinho, suco de limão ou lima, frutas secas e camarão. Até dois por cento da população teve uma reação alérgica a sulfitos, resultando em congestão nasal, urticária ou dificuldade para respirar.

Alimentos processados - São outra fonte de alérgenos porque são ricos em gorduras trans. Essas gorduras trans interferem com os ácidos graxos ômega-3, cujos benefícios anti-inflamatórios podem ser prejudicados.

É importante, ao fazer compras, ler o rótulo dos produtos alimentícios para verificar quais ingredientes estão contidos neles. Desta forma, você pode evitar qualquer tipo de alérgenos alimentares que possam afetar seu sistema imunológico e desencadear sintomas da rinite.

Suplementação

Suplementos De Ervas Para Alívio Dos Sintomas Alérgicos

Ao longo da história, as plantas e ervas têm sido usadas como remédios para várias doenças, incluindo alergias. Para a rinite alérgica, existem várias ervas que são conhecidas por seu potencial para aliviar os sintomas. Nesta etapa, exploraremos os suplementos de ervas para o alívio de alergias causadas por rinite.

Urtiga

Uma das ervas mais populares usadas para aliviar a rinite alérgica é a urtiga (urtica dioica). A urtiga é uma planta comum que pode ser encontrada em muitas partes do mundo e é conhecida por suas propriedades anti-inflamatórias e antialérgicas. Estudos mostraram que a urtiga pode ajudar a reduzir a inflamação nasal e a congestão, o que pode aliviar os sintomas de rinite alérgica. Além disso, a urtiga pode ajudar a reduzir a produção de histamina, que é uma substância química liberada pelo corpo em resposta a alérgenos.

Alcaçuz

Outra erva comum usada para aliviar a rinite alérgica é a raiz de alcaçuz (glycyrrhiza glabra). A raiz de alcaçuz é conhecida por suas propriedades anti-inflamatórias e antialérgicas, o que a torna um suplemento útil para o tratamento da rinite alérgica. Estudos mostraram que a raiz de alcaçuz pode ajudar a reduzir a produção de histamina e outros mediadores inflamatórios, o que pode reduzir a inflamação e a congestão nasal. No entanto, é importante notar que o consumo excessivo de raiz de alcaçuz pode levar a efeitos colaterais, como pressão arterial elevada, devido à presença de ácido glicirrízico.

Camomila

O chá de camomila (matricaria recutita) também pode ser útil para o tratamento da rinite alérgica. A camomila é conhecida por suas propriedades anti-inflamatórias, antiespasmódicas e calmantes, o que a torna uma opção popular para o alívio de sintomas de alergia. Alguns estudos mostram que o extrato de camomila pode ajudar a reduzir a inflamação nasal e a diminuir a produção de muco, o que pode aliviar a congestão nasal. Além disso, a camomila pode ajudar a reduzir a irritação na garganta e a tosse, sintomas que muitas vezes acompanham a rinite alérgica. A camomila pode ser consumida em forma de chá, cápsula ou tintura.

Equinácea

A equinácea (echinacea purpurea) é outra erva que é frequentemente usada para aliviar os sintomas de alergia, incluindo a rinite alérgica. A equinácea é conhecida por suas propriedades imunomoduladoras e anti-inflamatórias, o que a torna uma opção popular para fortalecer o sistema imunológico e reduzir a inflamação associada a alergias. Alguns estudos mostram que a equinácea pode ajudar a reduzir a inflamação nasal e a diminuir a produção de muco, o que pode aliviar a congestão nasal. Além disso, a equinácea pode ajudar a reduzir a gravidade dos sintomas de alergia. A equinácea pode ser consumida em forma de chá, cápsula ou tintura.

Ginkgo

Outra erva que pode ser útil no tratamento da rinite alérgica é o ginkgo biloba. O ginkgo é conhecido por suas propriedades anti-inflamatórias e antioxidantes, que podem ajudar a reduzir a inflamação e os sintomas de alergias. Além disso, o ginkgo pode ajudar a melhorar a circulação sanguínea e a oxigenação, o que pode ajudar a aliviar os sintomas de alergias.

Hortelã

O chá de hortelã é um remédio natural popular para a rinite alérgica devido às suas propriedades anti-inflamatórias e antiespasmódicas. Ele ajuda a aliviar a congestão nasal e outros sintomas relacionados, reduzindo a inflamação na mucosa nasal. Além disso, a hortelã contém compostos anti-histamínicos naturais que ajudam a aliviar a coceira e irritação do nariz e da garganta. No entanto, é importante lembrar que o chá de hortelã não é uma cura para a rinite alérgica e pode ter efeitos colaterais em algumas pessoas.

Sabugueiro

O sabugueiro (sambucus nigra) é um remédio natural utilizado há séculos para tratar diversas doenças, incluindo gripes e resfriados. Seus compostos bioativos, como flavonoides, antocianinas e ácido ascórbico, ajudam a fortalecer o sistema imunológico e a reduzir a inflamação, o que o torna um remédio natural eficaz para a rinite alérgica. Entretanto, é importante lembrar que o uso de sabugueiro para rinite alérgica deve ser supervisionado por um profissional de saúde, já que o consumo excessivo pode levar a efeitos colaterais indesejados, como diarreia, vômito e dores de cabeça. É importante também destacar que pessoas alérgicas ao pólen de sabugueiro podem apresentar reações alérgicas ao consumir a planta.

Cúrcuma

A cúrcuma (curcuma longa) é uma planta medicinal com propriedades anti-inflamatórias, antioxidantes e imunomoduladoras, o que a torna um remédio natural potencial para tratar a rinite alérgica. A curcumina, principal composto ativo presente na cúrcuma, é capaz de inibir a resposta imunológica que causa a inflamação nasal e outros sintomas da rinite. Entretanto, é importante lembrar que o uso da cúrcuma para tratar a rinite alérgica deve ser supervisionado por um profissional de saúde, pois pode haver interações com medicamentos ou outros problemas de saúde.

Feno-grego

O feno-grego é uma erva amplamente utilizada na culinária, mas também pode ser usado como remédio natural para a rinite alérgica. O feno-grego contém compostos anti-inflamatórios que podem ajudar a reduzir os sintomas da rinite alérgica, incluindo espirros, congestão nasal e coriza. Além disso, o feno-grego pode ajudar a fortalecer o sistema imunológico, melhorando a resposta do corpo a alérgenos. Um estudo publicado No Journal Of Nutritional Science And Vitaminology descobriu que a suplementação com feno-grego reduziu significativamente os níveis de histamina, um composto que causa inflamação e pode agravar os sintomas da rinite alérgica. Contudo, é importante lembrar que o uso de feno-grego para rinite alérgica deve ser supervisionado por um profissional de saúde e que algumas pessoas podem ser alérgicas à planta.

Aloe vera

A aloe vera, também conhecida como babosa, é uma planta suculenta que tem sido usada há milhares de anos para fins medicinais. A aloe vera contém compostos bioativos, incluindo vitaminas, minerais, aminoácidos e polissacarídeos, que possuem propriedades imunomoduladoras e anti-inflamatórias, o que a torna um remédio natural potencial para a rinite alérgica. Além disso, a aloe vera também possui propriedades antimicrobianas e cicatrizantes que podem ajudar a tratar infecções secundárias e lesões nasais decorrentes do hábito de assoar o nariz constantemente. Todavia, ainda são necessárias mais pesquisas para avaliar a eficácia da aloe vera para o tratamento da rinite alérgica, e seu uso deve ser supervisionado por um profissional de saúde, especialmente em caso de alergias ou irritações na pele.

Sálvia

A sálvia é uma erva comumente usada na culinária, mas também tem sido utilizada como remédio natural para a rinite alérgica. Estudos sugerem que a sálvia pode ajudar a aliviar os sintomas da rinite alérgica devido às suas propriedades anti-inflamatórias. A erva é rica em compostos bioativos, incluindo flavonoides e ácido rosmarínico, que podem reduzir a inflamação e melhorar a resposta do sistema imunológico a alérgenos. Além disso, a sálvia é conhecida por suas propriedades antioxidantes, o que pode ajudar a proteger as células do corpo contra danos causados por radicais livres.

Goldenseal

A goldenseal (hydrastis canadensis) é uma planta medicinal que tem sido usada por séculos pelos nativos americanos para tratar uma variedade de doenças, incluindo infecções do trato respiratório. Acredita-se que a planta contenha compostos com propriedades antibacterianas e anti-inflamatórias, o que pode ser útil para o tratamento da rinite alérgica. Alguns estudos sugerem que o extrato de goldenseal pode ajudar a reduzir a inflamação nasal e aliviar os sintomas da rinite alérgica, como espirros, congestão nasal e coceira no nariz. No entanto, é importante notar que a goldenseal pode interagir com alguns medicamentos e causar efeitos colaterais, como diarreia e dor de cabeça. Além disso, o seu uso prolongado pode levar ao desenvolvimento de resistência bacteriana, o que pode tornar o tratamento de infecções mais difícil no futuro.

Chá verde

O chá verde é uma bebida que tem sido tradicionalmente usada na medicina chinesa há milhares de anos, e há evidências de que ele pode ajudar a reduzir a inflamação e aliviar os sintomas da rinite alérgica. O chá verde é rico em compostos chamados catequinas, que são antioxidantes potentes e têm propriedades anti-inflamatórias. Estudos sugerem que as catequinas no chá verde podem reduzir a inflamação das vias aéreas e diminuir a produção de histamina, o que pode ajudar a aliviar a congestão nasal e outros sintomas da rinite alérgica. Além disso, o chá verde também é uma boa fonte de l-teanina, um aminoácido que pode ajudar a reduzir o estresse e a ansiedade, o que pode piorar os sintomas da rinite alérgica. Contudo, mais estudos são necessários para confirmar os efeitos do chá verde na rinite alérgica e determinar a dosagem adequada.

Vinagre de maçã

O vinagre de maçã é um remédio natural que é feito a partir da fermentação do suco de maçã e contém ácido acético, ácido málico e diversos outros compostos benéficos. O vinagre de maçã é conhecido por ajudar a aliviar a congestão nasal e a reduzir a produção de muco, tornando-o um potencial tratamento para rinite alérgica. Ele também possui propriedades antibacterianas e anti-inflamatórias, o que pode ajudar a reduzir a inflamação associada à rinite alérgica. Para utilizar o vinagre de maçã como remédio natural para a rinite alérgica, dilua duas colheres de sopa em um copo de água e beba a mistura diariamente. Entretanto, é importante consultar um profissional de saúde antes de utilizar qualquer remédio natural para tratar a rinite alérgica ou qualquer outra condição de saúde.

Eucalipto

O eucalipto (eucalyptus globulus) é uma árvore nativa da Austrália, o óleo essencial de eucalipto é amplamente utilizado como remédio natural para aliviar os sintomas de rinite alérgica. Ele contém compostos que têm propriedades anti-inflamatórias e expectorantes, o que pode ajudar a reduzir a congestão nasal e a inflamação nas vias respiratórias. Além disso, a inalação de vapor de óleo de eucalipto pode ajudar a aliviar a congestão nasal e a dor de cabeça associada à rinite alérgica. Todavia, é importante lembrar que o óleo de eucalipto pode ser tóxico se ingerido, portanto, deve ser usado apenas como aromaterapia ou em inalações. Embora o óleo de eucalipto seja um remédio natural popular para a rinite alérgica, é importante conversar com um profissional de saúde antes de utilizá-lo, especialmente se estiver grávida ou amamentando, ou se tiver outras condições de saúde.

Lírio-do-vale

O lírio-do-vale é uma planta comum na Europa, Ásia e américa do Norte. Acredita-se que a planta tenha propriedades anti-inflamatórias e expectorantes, o que pode ajudar a aliviar os sintomas da rinite alérgica, como a congestão nasal e o excesso de muco. No entanto, é importante ter cuidado ao usar o lírio-do-vale, pois a planta é venenosa e pode causar problemas graves de saúde se ingerida em grandes quantidades. Além disso, não há evidências científicas suficientes para comprovar a eficácia do lírio-do-vale no tratamento da rinite alérgica, e é importante sempre consultar um médico antes de usar qualquer tipo de remédio natural para tratar doenças ou condições de saúde.

Trevo-vermelho

O trevo-vermelho é uma planta composta de isoflavonas, esse composto pode ajudar a reduzir a inflamação e melhorar a função imunológica, ajudando assim a reduzir os sintomas da rinite alérgica. Alguns estudos têm sugerido que o trevo-vermelho pode ser eficaz no tratamento de sintomas como coriza, coceira no nariz e olhos, e espirros, embora sejam necessárias mais pesquisas para determinar sua eficácia e segurança a longo prazo. O trevo-vermelho pode ser consumido em forma de chá, extrato ou cápsulas, mas é importante conversar com um profissional de saúde antes de começar a usá-lo para tratar a rinite alérgica ou qualquer outra condição médica.

Pau d'arco

O pau d'arco é uma árvore originária da américa do sul, conhecida por suas propriedades medicinais. A casca da árvore contém compostos com atividade antifúngica, antibacteriana e anti-inflamatória, que a tornam um remédio popular para tratar diversas doenças, incluindo a rinite alérgica. O extrato de pau d'arco é rico em quinonas, como a lapachol, que atuam como antioxidantes e ajudam a fortalecer o sistema imunológico, combatendo assim as reações alérgicas. Além disso, a ação anti-inflamatória do pau d'arco pode ajudar a aliviar os sintomas da rinite, como a congestão nasal e o espirro. Porém, é importante lembrar que o uso de remédios naturais para tratar a rinite alérgica deve ser feito sob orientação médica e nunca deve substituir o tratamento prescrito por um profissional de saúde.

Zedoária

A zedoária, também conhecida como açafrão-bravo ou açafrão-da-índia, é uma planta utilizada há séculos na medicina tradicional chinesa e indiana. Seus rizomas possuem compostos bioativos que podem ajudar no tratamento de diversas doenças, incluindo a rinite alérgica. A zedoária possui ação anti-inflamatória e antialérgica, o que ajuda a reduzir a inflamação das vias respiratórias e aliviar os sintomas da rinite alérgica. Além disso, estudos mostram que a zedoária pode melhorar a função imunológica e reduzir a produção de histamina, substância responsável pelos sintomas alérgicos. Todavia, é importante ressaltar que o uso da zedoária deve ser supervisionado por um profissional de saúde, já que o consumo excessivo pode causar efeitos colaterais, como irritação gastrointestinal.

Sophora Flavescens

Sophora flavescens, também conhecida como "ku shen" na medicina tradicional chinesa, é uma planta com propriedades anti-inflamatórias e antimicrobianas. Ela é utilizada na medicina alternativa para tratar diversas condições, incluindo rinite alérgica. Acredita-se que o sophora flavescens ajuda a reduzir a inflamação nas vias aéreas, diminuindo a produção de muco e melhorando a respiração. Vale ressaltar que estudos sugerem que a planta possui atividade antialérgica e pode ser benéfica para pessoas com alergias respiratórias. Porém, mais pesquisas são necessárias para determinar a eficácia e a segurança do uso do sophora flavescens como tratamento para rinite alérgica. É importante lembrar que o uso de remédios naturais deve ser feito com cautela e sempre com orientação de um profissional de saúde qualificado.

Rosa Mosqueta

Durante muitos anos, a Rosa Mosqueta tem sido utilizada em cosméticos por suas propriedades hidratantes e regenerativas da pele. Originária do chile, acredita-se que a planta possa oferecer benefícios no alívio de sintomas de rinite alérgica, pois contém compostos antioxidantes, incluindo carotenoides e flavonoides, que ajudam a reduzir a inflamação no corpo. Além disso, a rosa mosqueta é rica em ácidos graxos insaturados, tais como ácido linoleico e ácido alfa-linolênico, conhecidos por suas propriedades anti-inflamatórias. Esses compostos podem ser eficazes na redução dos sintomas associados à rinite alérgica, como a congestão nasal e a coceira nos olhos. No entanto, mais estudos são necessários para confirmar os benefícios dessa planta e determinar a dosagem e a forma adequada de consumo.

Graviola

E encerrando a nossa lista está a graviola, também conhecida como fruta do conde, é uma planta nativa da américa central e do sul. Suas propriedades medicinais têm sido estudadas há anos, e acredita-se que ela possa ser benéfica para aliviar os sintomas da rinite alérgica. A fruta contém compostos antioxidantes, como as acetogeninas, que ajudam a combater inflamações no corpo. A graviola contém propriedades anti-histamínicas naturais, que podem ajudar a reduzir os sintomas da rinite alérgica, como a coriza e a coceira nos olhos. Contudo, mais pesquisas são necessárias para determinar a dosagem e a forma adequada de consumo da planta. Vale ressaltar que a graviola é contraindicada para pacientes com baixa pressão arterial e com doenças no coração, fígado e rins.

Os Chás Que Vão Te Salvar

Os chás podem ajudar no tratamento da rinite alérgica por várias razões. Algumas ervas têm propriedades anti-inflamatórias, antioxidantes e antialérgicas que podem reduzir a inflamação e os sintomas de alergias. Além disso, os chás podem ajudar a limpar o trato respiratório, eliminando o excesso de muco e promovendo a hidratação das vias respiratórias. A ingestão de chás também pode aumentar a imunidade do organismo, tornando-o mais resistente a alergias e infecções respiratórias.

1. Chá de gengibre com limão e mel:

   - 1 pedaço de gengibre fresco (cerca de 5 cm)
   - Suco de 1 limão
   - 1 colher de sopa de mel
   - 2 xícaras de água

Modo de preparo:

Descasque e corte o gengibre em rodelas finas.
Em uma panela, coloque o gengibre e a água e deixe ferver por cerca de 10 minutos.
Desligue o fogo e adicione o suco de limão e o mel.
Deixe esfriar por alguns minutos antes de beber.

2. Chá de camomila com mel e limão:

- 1 sachê de camomila
- 1 colher de sopa de mel
- Suco de 1/2 limão
- 2 xícaras de água quente

Modo de preparo:

Coloque o sachê de camomila na água quente e deixe em infusão por cerca de 5 minutos.
Retire o sachê e adicione o mel e o suco de limão.
Misture bem e beba enquanto ainda estiver quente.

3. Chá de urtiga com mel e limão:

- 1 colher de sopa de folhas de urtiga seca
- 1 colher de sopa de mel
- Suco de 1 limão
- 2 xícaras de água quente

Modo de preparo:

Coloque as folhas de urtiga na água quente e deixe em infusão por cerca de 10 minutos.
Coe as folhas e adicione o mel e o suco de limão.
Misture bem e beba enquanto ainda estiver quente.

4. Chá de Camomila e Hortelã:

- 1 colher de sopa de camomila seca
- 1 colher de sopa de folhas de hortelã fresca
- 500 ml de água
- Mel a gosto (opcional)

Modo de Preparo:

Em uma panela, coloque a água para ferver.
Adicione a camomila e as folhas de hortelã e deixe ferver por cerca de 5 minutos.
Desligue o fogo e deixe o chá descansar por mais 5 minutos.
Coe o chá e adicione mel a gosto (se desejar).
Beba o chá ainda quente.

5. Chá de Eucalipto e Alecrim:

- 1 colher de sopa de folhas de eucalipto secas
- 1 colher de sopa de folhas de alecrim fresco
- 500 ml de água
- Mel a gosto (opcional)

Modo de Preparo:

Em uma panela, coloque a água para ferver.
Adicione as folhas de eucalipto e alecrim e deixe ferver por cerca de 10 minutos.

Desligue o fogo e deixe o chá descansar por mais 5 minutos.

Coe o chá e adicione mel a gosto (se desejar).

Beba o chá ainda quente.

6. Chá de cúrcuma com limão e mel

- 1 colher de chá de cúrcuma em pó
- 1 limão espremido
- 1 colher de sopa de mel
- 2 xícaras de água

Modo de preparo:

Ferva a água em uma panela.

Adicione a cúrcuma em pó e deixe cozinhar por cerca de 10 minutos.

Retire do fogo e adicione o suco de limão e o mel.

Mexa bem e beba enquanto ainda está quente.

Homeopatia

Os remédios homeopáticos podem ser uma opção para aqueles que desejam evitar ou reduzir o uso de medicamentos convencionais. Alguns dos remédios mais comuns para rinite alérgica incluem allium cepa, euphrasia officinalis, sabadilla, nux vomica e arsenicum album.

Allium cepa

É um remédio homeopático derivado da cebola, que é frequentemente usada como um remédio natural para a rinite alérgica. Este remédio é indicado para tratar sintomas de coriza, espirros e coceira nos olhos, que são comuns em pessoas com rinite alérgica. O remédio é preparado a partir de uma solução altamente diluída da cebola, que é agitada vigorosamente antes de ser administrada ao paciente.

Euphrasia officinalis

É também conhecida como "olhos-de-ouro", é outro remédio homeopático comumente usado para tratar sintomas de rinite alérgica. Este remédio é preparado a partir da erva euphrasia, que é rica em compostos anti-inflamatórios e antioxidantes. Euphrasia officinalis é frequentemente usado para tratar sintomas de coceira e vermelhidão nos olhos, bem como corrimento nasal.

Sabadilla

Outro remédio homeopático que é frequentemente usado para tratar a rinite alérgica. Este remédio é preparado a partir das sementes da planta sabadilla officinarum, que é nativa do México e da américa central. Sabadilla é geralmente usado para tratar sintomas de espirros, coceira no nariz e coriza, que são sintomas comuns em pessoas com rinite alérgica.

Nux vomica

Este é preparado a partir da semente da árvore strychnos nux-vomica. Este remédio é frequentemente usado para tratar sintomas de congestão nasal, coceira no nariz e dor de cabeça, que são sintomas comuns em pessoas com rinite alérgica. Nux vomica é especialmente útil para pessoas que têm uma sensação de entupimento ou congestão nasal.

Arsenicum album

É um remédio homeopático preparado a partir do elemento químico arsênico. Este remédio é frequentemente usado para tratar sintomas de rinite alérgica, como espirros, coriza e coceira nos olhos e nariz. Arsenicum album é particularmente útil para pessoas que têm sintomas de rinite alérgica durante a noite ou que são agravados pelo frio.

Lembre-se sempre que o ideal é consultar um médico para determinar o melhor tratamento para você e fique atento a quaisquer efeitos colaterais ou reações adversas que possam ocorrer com qualquer tratamento que você experimente. Lembre-se sempre de que é melhor prevenir do que remediar.

Você Precisa Dormir Bem!

Como o sono pode afetar as alergias?

A rinite alérgica pode ser desencadeada por vários fatores, incluindo a exposição aos alérgenos, estresse e falta de sono. O sono é essencial para a saúde e o bem-estar em geral, e desempenha um papel fundamental na manutenção do sistema imunológico. Dormir o suficiente é importante para a saúde em geral, mas é particularmente importante para aqueles que sofrem de alergias, como a rinite alérgica.

Um estudo publicado no European Respiratory Journal em 2016 descobriu que a privação do sono pode afetar negativamente o sistema imunológico, tornando-o menos capaz de combater infecções e outras ameaças à saúde. O estudo envolveu 11 indivíduos saudáveis que foram privados do sono por 29 horas. Os pesquisadores descobriram que, após a privação do sono, a produção de células t, um tipo de célula imunológica que ajuda a combater infecções, foi significativamente reduzida.

Além disso, a privação do sono pode aumentar a produção de citocinas pró-inflamatórias, moléculas que desencadeiam uma resposta inflamatória no corpo. Isso pode piorar os sintomas da rinite alérgica, aumentando a inflamação nas vias nasais e tornando a respiração mais difícil.

A qualidade do sono também pode afetar os sintomas da rinite alérgica. Um estudo publicado no Journal Of Allergy And Clinical Immunology em 2005 descobriu que a má qualidade do sono estava associada a uma maior gravidade dos sintomas da rinite alérgica. Os pesquisadores descobriram que as pessoas que relataram uma qualidade de sono pior tinham sintomas mais graves da condição.

Sugestões Para Aprimorar A Qualidade Do Sono

Muitas pessoas lutam para adormecer e dormir bem durante a noite. Felizmente, existem várias dicas para dormir melhor que podem ajudar a melhorar a qualidade do sono e a garantir que você acorde revigorado e energizado. A seguir, são apresentadas algumas das melhores dicas para dormir melhor, explicadas em detalhes.

Estabeleça um horário regular para dormir e acordar

Estabelecer um horário regular para dormir e acordar é fundamental para garantir uma boa qualidade do sono. Manter um horário consistente ajuda o corpo a estabelecer um ritmo circadiano saudável, que é importante para regular o ciclo de sono-vigília. Escolha um horário para dormir e acordar que permita dormir pelo menos 7-8 horas por noite e siga esse horário, mesmo nos finais de semana.

Crie um ambiente confortável para dormir

Criar um ambiente de sono confortável e agradável é essencial para dormir bem. Certifique-se de que o quarto esteja escuro, silencioso e fresco. Use cortinas opacas ou uma máscara de dormir para bloquear a luz e reduzir a interferência visual. Use tampões de ouvido ou um ruído branco para bloquear o som ou reduzir a interferência auditiva. Certifique-se de que a temperatura do quarto esteja confortável para dormir, geralmente entre 18-22 graus celsius.

Evite cafeína e outras substâncias estimulantes

A cafeína é um estimulante conhecido que pode interferir na qualidade do sono. Além disso, outros estimulantes, como o álcool, o tabaco e as drogas ilícitas, também podem interferir no sono. Evite o consumo dessas substâncias antes de dormir, especialmente em grandes quantidades, para garantir um sono tranquilo e profundo.

Pratique a higiene do sono

A higiene do sono é um conjunto de práticas saudáveis que promovem um sono melhor. Alguns exemplos incluem evitar cochilos prolongados durante o dia, limitar a exposição à luz antes de dormir e evitar alimentos pesados ou refeições pesadas antes de dormir. Além disso, a prática regular de exercícios físicos pode ajudar a melhorar a qualidade do sono.

Use a cama apenas para dormir e intimidade

É importante usar a cama apenas para dormir e intimidade. Ficar na cama por longos períodos de tempo sem dormir pode torná-la um lugar associado à insônia e ao estresse, dificultando a conciliação do sono. Além disso, usar a cama para outras atividades, como trabalhar no laptop, assistir tv ou ler, pode associá-la a atividades de vigília e dificultar o desligamento mental necessário para dormir.

Pratique atividades relaxantes antes de dormir

Praticar atividades relaxantes antes de dormir pode ajudar a reduzir o estresse e a ansiedade, tornando mais fácil adormecer. Técnicas de relaxamento, como a meditação, a respiração profunda e o alongamento, podem ajudar a acalmar a mente e o corpo. Outras atividades relaxantes incluem tomar um banho quente, ouvir música suave ou ler um livro.

Se necessário, procure ajuda médica

Se você tentar as dicas acima e ainda enfrentar problemas para dormir, é importante procurar ajuda médica. O sono é essencial para a saúde e o bem-estar, e a insônia crônica pode levar a uma série de problemas de saúde, incluindo depressão, ansiedade, obesidade, diabetes e doenças cardíacas. Se você tem dificuldade em adormecer ou em manter o sono durante a noite, fale com um médico para avaliar a causa do problema e determinar o tratamento apropriado.

Finalmente, dormir bem é essencial para a saúde e o bem-estar em geral. A insônia e a falta de sono podem levar a uma série de problemas de saúde, incluindo depressão, ansiedade, obesidade, diabetes e doenças cardíacas. Felizmente, existem muitas estratégias eficazes que podem ajudar a promover um sono saudável. Se você ainda está tendo problemas para dormir, é importante procurar ajuda médica para avaliar a causa do problema e determinar o tratamento apropriado.

Exercícios Físicos Ideais

Caminhada ao ar livre

A caminhada ao ar livre pode ajudar a tratar a rinite alérgica de diversas maneiras. Em primeiro lugar, a exposição à luz solar pode ajudar a aumentar a produção de vitamina D, que é importante para a função imunológica e para reduzir a inflamação. Além disso, a caminhada ao ar livre pode ajudar a melhorar a circulação sanguínea e a respiração, o que pode ajudar a reduzir a congestão nasal e a respiração ofegante.

A caminhada ao ar livre também pode ajudar a reduzir a exposição a alérgenos, uma vez que a maioria dos alérgenos é encontrada em ambientes fechados. Ao caminhar ao ar livre, as pessoas podem se afastar de ambientes internos, onde podem ser expostas a poeira, ácaros e outros alérgenos.

Além disso, a caminhada ao ar livre pode ajudar a aliviar o estresse, que pode piorar os sintomas da rinite alérgica. O estresse pode levar a alterações no sistema imunológico que pioram a inflamação e a congestão nasal. A caminhada ao ar livre pode ajudar a reduzir o estresse e melhorar a qualidade de vida das pessoas que sofrem de rinite alérgica.

É importante ressaltar que as pessoas que sofrem de rinite alérgica devem evitar caminhar em áreas onde há muita poluição, pois isso pode agravar os sintomas. Além disso, é importante que as pessoas que sofrem de rinite alérgica usem protetor solar e evitem caminhar durante as horas de pico de alérgenos, como no início da manhã e no final da tarde. Em resumo, a caminhada ao ar livre pode ser uma forma eficaz e natural de ajudar a tratar a rinite alérgica, desde que seja feita com cuidado e atenção às condições ambientais.

Natação

A natação é um exercício físico que pode ser muito benéfico para pessoas que sofrem de rinite alérgica. A natação é um esporte que pode melhorar a saúde geral do indivíduo e ajudar a tratar a rinite alérgica de várias maneiras.

Primeiramente, a natação é um exercício aeróbico que pode aumentar a capacidade pulmonar e melhorar a respiração. Isso pode ser especialmente benéfico para pessoas com rinite alérgica, que podem ter dificuldades respiratórias devido ao congestionamento nasal e outros sintomas relacionados.

Além disso, a natação é uma atividade que pode ser realizada em ambientes internos ou externos, dependendo das preferências do indivíduo. Se a natação for realizada em um ambiente interno, a umidade do ar pode ajudar a aliviar a irritação das vias respiratórias superiores, como a garganta e as narinas. Isso pode ser benéfico para pessoas com rinite alérgica, pois pode ajudar a aliviar a coceira e o desconforto na garganta e no nariz.

Por outro lado, a natação em ambientes externos, como piscinas ao ar livre ou em águas naturais, também pode ser benéfica para pessoas com rinite alérgica. A exposição ao ar livre pode ajudar a reduzir a exposição a alérgenos internos, como poeira e ácaros, que podem contribuir para o desenvolvimento de sintomas de rinite alérgica.

Além disso, a natação é um exercício físico que pode ajudar a fortalecer o sistema imunológico e reduzir a inflamação em todo o corpo. Isso pode ser benéfico para pessoas com rinite alérgica, que experimentam inflamação crônica em suas vias respiratórias superiores.

Por fim, a natação pode ser uma atividade relaxante e terapêutica para muitas pessoas, o que pode ajudar a reduzir o estresse e a ansiedade que podem agravar os sintomas de rinite alérgica.

No entanto, é importante observar que a natação em piscinas cloradas pode ser irritante para algumas pessoas com rinite alérgica. Nesse caso, pode ser útil considerar o uso de proteção nasal, como uma máscara de mergulho ou tampões nasais, para minimizar a exposição ao cloro. Em geral, é sempre recomendado conversar com um médico antes de iniciar qualquer novo programa de exercícios, especialmente se você tem rinite alérgica ou outras condições de saúde.

Exercícios aeróbicos de baixo impacto

Os exercícios aeróbicos de baixo impacto, como caminhada, ciclismo e dança, podem ser uma opção eficaz para o tratamento da rinite alérgica. Esses tipos de exercícios ajudam a melhorar a circulação sanguínea e aumentam a capacidade pulmonar, o que pode ajudar a reduzir a inflamação nasal e melhorar a respiração.

Quando uma pessoa com rinite alérgica pratica exercícios aeróbicos de baixo impacto, seu corpo libera endorfinas, que são hormônios que ajudam a reduzir o estresse e a ansiedade. O estresse e a ansiedade podem desencadear sintomas de rinite alérgica, como congestão nasal e coriza, por isso, a redução desses fatores pode ser benéfica para o controle da doença.

Além disso, os exercícios aeróbicos podem ajudar a fortalecer o sistema imunológico, tornando-o mais resistente a alergias e infecções respiratórias. Isso é especialmente importante para pessoas com rinite alérgica, que têm um sistema imunológico mais sensível a alérgenos.

É importante ressaltar que os exercícios aeróbicos devem ser de baixo impacto, pois atividades de alto impacto podem aumentar a exposição a alérgenos e piorar os sintomas da rinite alérgica. É recomendado que a pessoa evite praticar atividades físicas em áreas com alta concentração de alérgenos, como parques com muitas árvores ou perto de flores.

Antes de começar a praticar exercícios aeróbicos, é importante consultar um médico para avaliar a condição da pessoa e verificar se ela está apta para a prática de atividades físicas. É recomendado que a pessoa comece com exercícios de baixa intensidade e vá aumentando gradualmente a intensidade e a duração dos exercícios, de acordo com a sua capacidade física.

Estresse E Rinite Alérgica

Porque o estresse é um vilão a ser combatido

O estresse é uma resposta do organismo a situações percebidas como ameaçadoras, sejam elas reais ou imaginárias. É uma reação que envolve diferentes sistemas do corpo, incluindo o sistema nervoso central e o sistema endócrino. Embora o estresse em curto prazo possa ser benéfico, o estresse crônico pode ser prejudicial à saúde. Existem evidências de que o estresse pode estar ligado a uma variedade de doenças, incluindo alergias.

Como já explicamos, as alergias são uma resposta exagerada do sistema imunológico a substâncias estranhas ao corpo, conhecidas como alérgenos. Quando o sistema imunológico detecta um alérgeno, ele produz anticorpos para combatê-lo. Esses anticorpos podem desencadear a liberação de histamina e outras substâncias inflamatórias, que causam os sintomas alérgicos, como coceira, vermelhidão, inchaço, espirros e congestão nasal.

O estresse pode afetar a resposta imunológica do corpo, deixando-o mais suscetível a alergias. Estudos mostram que o estresse crônico pode afetar a produção de anticorpos e a liberação de histamina, além de afetar a barreira de defesa da pele e do trato respiratório, tornando mais fácil a entrada de alérgenos no organismo. Além disso, o estresse pode aumentar a produção de radicais livres, que danificam as células e podem levar a uma inflamação crônica.

O estresse também pode afetar o estilo de vida, o que pode afetar a saúde em geral e agravar as alergias. Pessoas que estão estressadas tendem a ter uma dieta pobre, dormir menos, fumar mais e beber mais álcool, o que pode afetar negativamente o sistema imunológico e torná-lo mais vulnerável a alergias.

O estresse crônico também pode afetar a barreira mucosa do trato respiratório, tornando-a mais permeável a substâncias alergênicas. O estresse crônico é conhecido por causar uma série de efeitos negativos no corpo, incluindo a supressão do sistema imunológico. Isso pode aumentar a exposição do corpo a alérgenos e, portanto, aumentar o risco de desenvolver alergias. Além disso, o estresse pode afetar a microbiota do corpo, incluindo as bactérias benéficas que ajudam a manter o sistema imunológico saudável.

Estratégias Naturais Para Redução Do Estresse

Fazer atividades físicas regulares, pois o exercício físico libera endorfina, que é um hormônio que ajuda a reduzir o estresse e aumentar o bem-estar. Além disso, o exercício pode melhorar a circulação sanguínea, o que ajuda a remover as toxinas do corpo e fortalecer o sistema imunológico.

Meditação, o yoga e a respiração profunda ajudam a reduzir a atividade do sistema nervoso simpático, que é responsável pela resposta ao estresse, e aumentar a atividade do sistema nervoso parassimpático, que ajuda a promover a calma e o relaxamento.

Além de uma boa alimentação, dormir bem e limitar o consumo de álcool e tabaco, o gerenciamento do estresse pode ser um componente importante na prevenção e tratamento de alergias.

Criando Uma Rotina Perfeita

Vou deixar aqui, dois exemplos de cronogramas que você pode seguir. Lembrando que são apenas exemplos de cronogramas e que é importante adaptá-los às necessidades e rotina de cada pessoa. Além disso, é sempre recomendado consultar um profissional de saúde antes de realizar mudanças significativas na alimentação e na rotina de exercícios físicos.

Cronograma 1

Segunda-feira:
6h30: Acordar e beber um copo de água morna com limão
7h: Caminhada leve ao ar livre por 30 minutos
8h: Café da manhã com frutas vermelhas, nozes e sementes
12h: Almoço com vegetais verde-escuros, peixe gorduroso e arroz integral
15h: Lanche com frutas e castanhas
18h: Jantar com vegetais verde-escuros, frango grelhado e quinoa
20h: Banho relaxante e leitura antes de dormir

Terça-feira:
6h30: Acordar e beber um copo de água morna com limão
7h: Yoga ou alongamento em casa por 30 minutos
8h: Café da manhã com iogurte natural, frutas e granola

12h: Almoço com salada de folhas verdes, frango grelhado e arroz integral

15h: Lanche com frutas e nozes

18h: Jantar com legumes no vapor, salmão grelhado e quinoa

20h: Meditação antes de dormir

Quarta-feira:

6h30: Acordar e beber um copo de água morna com limão

7h: Caminhada leve ao ar livre por 30 minutos

8h: Café da manhã com omelete de vegetais e torrada integral

12h: Almoço com sopa de legumes, frango desfiado e batata-doce

15h: Lanche com frutas e nozes

18h: Jantar com legumes refogados, peixe grelhado e arroz integral

20h: Tempo livre para relaxar antes de dormir

Quinta-feira:

6h30: Acordar e beber um copo de água morna com limão

7h: Yoga ou alongamento em casa por 30 minutos

8h: Café da manhã com aveia, frutas e nozes

12h: Almoço com salada de folhas verdes, frango grelhado e quinoa

15h: Lanche com smoothie de frutas vermelhas e sementes

18h: Jantar com legumes no vapor, salmão grelhado e arroz integral

20h: Leitura antes de dormir

Sexta-feira:
6h30: Acordar e beber um copo de água morna com limão
7h: Caminhada leve ao ar livre por 30 minutos
8h: Café da manhã com frutas vermelhas, nozes e sementes
12h: Almoço com vegetais verde-escuros, peixe gorduroso e arroz integral
15h: Lanche com frutas e castanhas
18h: Jantar com vegetais verde-escuros, frango grelhado e quinoa
20h: Banho relaxante e leitura antes de dormir

Sábado:
8h: Acordar e tomar um copo de água morna com limão
8h30: Tomar um café da manhã com ovos mexidos, espinafre e torradas integrais
11h: Fazer uma sessão de exercícios aeróbicos por 30 minutos
13h: Almoçar um prato de quinoa com legumes e frutas secas
16h: Fazer uma sessão de aromaterapia com óleos essenciais de eucalipto e menta
19h: Jantar com frango assado, batata doce e brócolis cozido no vapor
21h: Banho relaxante e leitura antes de dormir

Domingo:

9h: Acordar e tomar um copo de água morna com limão

9h30: Tomar um café da manhã com panquecas de aveia e frutas vermelhas

12h: Fazer uma sessão de ioga de 30 minutos

13h: Almoçar um prato de salmão grelhado com arroz integral e legumes cozidos no vapor

16h: Fazer uma sessão de meditação guiada de 15 minutos

19h: Jantar com sopa de legumes e uma salada verde

21h: Tomar um chá de camomila para ajudar a relaxar e melhorar o sono

Cronograma 2

Segunda-feira:

7h30: Acordar e tomar um copo de água morna com limão

8h: Tomar um café da manhã com aveia, iogurte natural e frutas vermelhas

9h: Fazer 30 minutos de caminhada ao ar livre

12h: Almoçar uma salada de folhas verdes com frango grelhado e sementes de girassol

15h: Tomar uma xícara de chá de gengibre com mel

16h: Lanche da tarde com uma maçã e nozes

18h: Jantar um filé de peixe grelhado com legumes assados

20h: Fazer uma aula de yoga por 30 minutos

22h: Tomar um copo de leite morno com mel

Terça-feira:

7h30: Acordar e tomar um copo de água morna com limão

8h: Tomar um café da manhã com ovos mexidos, abacate e pão integral

9h: Fazer 30 minutos de corrida leve

12h: Almoçar uma sopa de legumes com quinoa

15h: Tomar um copo de suco de laranja com acerola

16h: Lanche da tarde com uma pera e uma barrinha de castanhas

18h: Jantar uma salada de frutas com iogurte natural e granola

20h: Fazer uma meditação guiada por 30 minutos

22h: Tomar um copo de chá de camomila

Quarta-feira:

7h30: Acordar e tomar um copo de água morna com limão

8h: Tomar um café da manhã com panquecas de banana e aveia com mel

9h: Fazer 30 minutos de bicicleta ergométrica

12h: Almoçar uma salada de frango com abacaxi e castanhas

15h: Tomar um copo de água de coco

16h: Lanche da tarde com uma banana e uma colher de pasta de amendoim

18h: Jantar omelete com espinafre e queijo branco

20h: Fazer uma aula de pilates por 30 minutos

22h: Tomar um copo de leite morno com mel

Quinta-feira:

7h30: Acordar e tomar um copo de água morna com limão

8h: Tomar um café da manhã com aveia, iogurte natural e frutas vermelhas

9h: Fazer 30 minutos de caminhada ao ar livre

12h: Almoçar uma salada de folhas verdes com frango grelhado e sementes de girassol

15h: Tomar uma xícara de chá de gengibre com mel

16h: Lanche da tarde com uma maçã e nozes

18h: Jantar um filé de peixe grelhado com legumes assados

20h: Fazer uma aula de yoga por 30 minutos

22h: Tomar um copo de leite morno com mel

Sexta-feira:

7h30: Acordar e tomar um copo de água morna com limão

8h: Tomar um café da manhã com ovos mexidos, abacate e pão integral

9h: Fazer 30 minutos de corrida leve

12h: Almoçar uma sopa de legumes com quinoa

15h: Tomar um copo de suco de laranja com acerola

16h: Lanche da tarde com uma pera e uma barrinha de castanhas

18h: Jantar uma salada de frutas com iogurte natural e granola

20h: Fazer uma meditação guiada por 30 minutos

22h: Tomar um copo de chá de camomila

Sábado:

8h: Acordar e tomar um copo de água com limão

9h: Fazer 30 minutos de exercícios aeróbicos ao ar livre, como caminhada ou corrida leve

10h: Tomar café da manhã com mingua de aveia com frutas vermelhas, chia e nozes

11h: yoga ou meditação

13h: Almoço com salmão grelhado com espinafre e abacate

15h: Tomar um chá de gengibre ou camomila para ajudar na digestão

17h: Fazer um lanche com frutas vermelhas e nozes

19h: Jantar uma salada de quinoa com legumes e frango grelhado

21h: Tomar um banho quente

Domingo:

8h: Acordar e tomar um copo de água com limão

9h: Fazer 30 minutos de exercícios de força

10h: Café da manhã com ovos mexidos com espinafre, pão integral e frutas vermelhas

11h: Ler um livro ou assistir a um filme

13h: Almoçar arroz integral com legumes e frango grelhado

15h: Fazer um lanche com frutas frescas e nozes

17h: Caminhar em um parque ou praia, para tomar sol e melhorar a absorção de vitamina D

19h: Jantar com bife grelhado com brócolis e castanhas

21h: Tomar um chá de camomila antes de dormir

Lembrando novamente que é importante sempre consultar um médico antes de iniciar qualquer nova rotina de saúde. Isto é apenas um exemplo, você deve adaptá-lo a sua realidade e estilo de vida. Inclua atividades que você gosta mais, troque alimentos (desde que sejam bons contra a rinite), e alterne os horários.

Considerações Finais

Ao longo deste livro, exploramos os diferentes aspectos do alívio natural para rinite alérgica. Desde as causas da condição até as práticas diárias que podem ajudar a aliviar os sintomas, buscamos oferecer aos leitores uma abordagem livre de medicamentos para o tratamento da rinite alérgica.

Começamos examinando as causas da rinite alérgica, que incluem a exposição a alérgenos, estresse e falta de sono. Aprendemos que uma boa noite de sono é crucial para a saúde e bem-estar geral, mas é especialmente importante para aqueles que sofrem de alergias, como a rinite alérgica.

No decorrer dos assuntos, discutimos as melhores práticas para promover uma boa saúde do sono, desde a criação de um ambiente de sono confortável até a incorporação de técnicas de relaxamento, como meditação e respiração profunda. Também examinamos como mudanças na dieta podem ajudar a aliviar os sintomas da rinite alérgica, enfatizando a importância de alimentos ricos em antioxidantes e anti-inflamatórios.

Também abordamos o papel do exercício físico no alívio da rinite alérgica, bem como a importância de evitar substâncias que podem agravar os sintomas, como álcool e tabaco. Aprendemos que a prática de yoga pode ser particularmente útil para aqueles que sofrem de rinite alérgica, pois ajuda a melhorar a respiração e reduzir a inflamação nas vias nasais.

Além disso, examinamos o papel da acupuntura, acupressão e da aromaterapia no tratamento da rinite alérgica, e como essas práticas podem ser usadas em conjunto com outras técnicas para obter melhores resultados.

Enfatizamos a importância de uma abordagem holística para o tratamento da rinite alérgica, que leve em consideração o indivíduo como um todo, em vez de simplesmente tratar os sintomas isoladamente. Acreditamos que, ao adotar uma abordagem livre de medicamentos para o tratamento da rinite alérgica, os pacientes podem não apenas reduzir seus sintomas, mas também melhorar sua saúde e bem-estar geral.

Esperamos que este livro tenha sido uma fonte valiosa de informações e inspiração para aqueles que buscam alívio natural para a rinite alérgica. Ao colocar em prática as técnicas e práticas discutidas neste livro, esperamos que os leitores possam encontrar alívio duradouro para seus sintomas e melhorar sua qualidade de vida de forma geral.

Sobre O Autor

O autor deste livro intitulado " Respire Aliviado: O Guia Definitivo Para Tratar a Rinite Sem Remédios" é um jovem de 25 anos que sofreu com a rinite ao longo de toda a sua vida. Desde a época escolar até a vida adulta, ele enfrentou os desafios da rinite em diversas situações, como no trabalho e na faculdade. Cansado de depender de medicamentos para aliviar seus sintomas, ele decidiu buscar alternativas naturais para o tratamento da condição.

A busca por soluções que aliviassem seus sintomas o levou a uma jornada de descobertas e experimentações, que culminaram em um método eficaz e natural para tratar a rinite sem a necessidade de medicamentos. Com base em sua experiência pessoal e em estudos científicos recentes, o autor apresenta uma abordagem holística para o tratamento da rinite, que engloba desde mudanças na dieta e no estilo de vida até técnicas de respiração e de relaxamento.

Com uma linguagem clara e didática, o autor busca fornecer informações relevantes sobre a rinite e as causas dos sintomas, bem como dicas práticas para prevenção e tratamento da doença. Seu objetivo é fornecer aos leitores um guia prático e acessível para o tratamento da rinite, baseado em técnicas naturais e eficazes.

O livro é uma ferramenta valiosa para qualquer pessoa que deseja tratar a rinite sem depender de medicamentos, melhorando assim sua qualidade de vida e bem-estar. O autor, empenhado em ajudar outros pacientes que sofrem com a mesma condição, decidiu compartilhar suas descobertas e dicas em seu livro. Com base em sua própria experiência e estudos científicos recentes, ele oferece conselhos práticos e acessíveis para pessoas de todas as idades que buscam alívio para a rinite sem recorrer a medicamentos.

Bibliografia

Agondi, R. C., Kalil, J., Castro-Rodriguez, J. A., Levy-Frebault, D., Anselmo-Lima, W. T., March, M. de F. P., & Stelmach, R. (2011). Alergia Respiratória: Diagnóstico e Tratamento. Atheneu.

Allen, H. B. (2002). Allergic rhinitis: an overview. American Family Physician, 66(9), 1842-8.

Anselmo-Lima, W. T., & Anselmo-Lima, W. T. (2011). Rinite: Alergia, Inflamação e Infecção. Revinter.

Bousquet, J., Khaltaev, N., Cruz, A. A., et al. (2008). Allergic Rhinitis and its Impact on Asthma (ARIA) 2008 update (in collaboration with the World Health Organization, GA (2) LEN and AllerGen). Allergy, 63 Suppl 86, 8-160.

Castro-Rodriguez, J. A., & Rodrigo, G. J. (2009). Efficacy of intranasal corticosteroids in recurrent acute rhinosinusitis: a meta-analysis. Pediatric Allergy and Immunology, 20(5), 469-75.

Compalati, E., & Canonica, G. W. (2009). Inflammation and Allergic Rhinitis. Current Opinion in Allergy and Clinical Immunology, 9(1), 1-6.

Goh, D. Y., & Chew, F. T. (2010). Secondary prevention of asthma and allergy by addressing the environment and lifestyle factors. Environmental Health and Preventive Medicine, 15(6), 331-40.

Howarth, P. H. (2010). Inflammation in Allergic Rhinitis: The Role of Histamine. Allergy, Asthma & Immunology Research, 2(3), 147-57.

Juniper, E. F., Thompson, A. K., Ferrie, P. J., & Roberts, J. N. (1999). Validation of the standardized version of the Rhinoconjunctivitis Quality of Life Questionnaire. Journal of Allergy and Clinical Immunology, 104(2 Pt 1), 364-369.

Kalil, J., Castro-Rodriguez, J. A., Levy-Frebault, D., Anselmo-Lima, W. T., March, M. de F. P., & Stelmach, R. (2015). Tratado de Alergia e Imunologia Clínica. Editora Atheneu.

Levy-Frebault, D., Anselmo-Lima, W. T., March, M. de F. P., Stelmach, R., Agondi, R. C., Kalil, J., & Castro-Rodriguez, J. A. (2011). Manual de Alergia e Imunologia. Editora Atheneu.

March, M. de F. P., Nogueira, E. S., Souza-Machado, A., & Cruz, Á. A. (2009). Guia Prático de Alergia Respiratória. Editora Rubio.

Marogna, M., Spadolini, I., Massolo, A., Canonica, G. W., & Passalacqua, G. (2010). Long-lasting effects of sublingual immunotherapy according to its duration: a 15-year prospective study. Journal of Allergy and Clinical Immunology, 126(5), 969-975.

Passalacqua, G., Baena-Cagnani, C. E., Bousquet, J., Canonica, G. W., Casale, T. B., Cox, L. S., Durham, S. R., et al. (2013). Grading local side effects of sublingual immunotherapy for respiratory allergy: speaking the same language. Journal of Allergy and Clinical Immunology, 132(1), 93-98.

Stelmach, R., Carvalho-Pinto, R. M., Fernandes, F. L. A., Cukier, A., & Pereira, L. F. P. (2007). Asma, Rinite e Sinusite: Manual do Paciente. Manole.

Wallace, D. V., Dykewicz, M. S., Bernstein, D. I., et al. (2008). The diagnosis and management of rhinitis: an updated practice parameter. Journal of Allergy and Clinical Immunology, 122(2 Suppl), S1-S84.

ZHOU, J. et al. Acupressure for patients with seasonal allergic rhinitis: a randomized controlled trial. Acupuncture in Medicine, v. 35, n. 5, p. 324-331, 2017. DOI: 10.1136/acupmed-2016-011205.